Dr Jean-Auguste BAVEREY

Médecin stagiaire au Val-de-Grâce.

Dermatite érythrodermique

avec Atrophie maculeuse

D'ORIGINE TUBERCULEUSE

Atrophodermies maculeuses idiopathiques

LYON IMP. RÉUNIES

Travail de la clinique des maladies cutanées et syphilitiques de l'Antiquaille de Lyon.

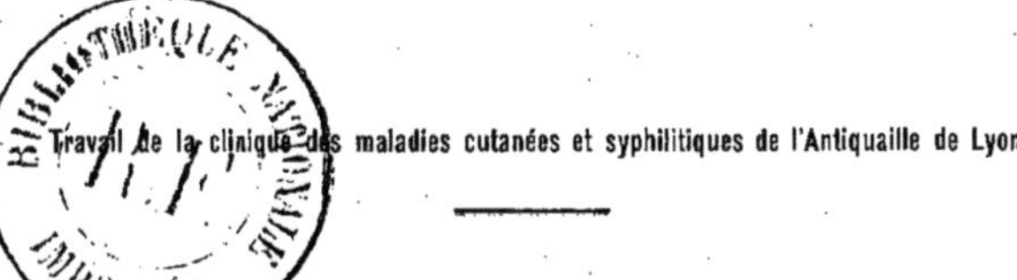

DERMATITE ÉRYTHRODERMIQUE

AVEC ATROPHIE MACULEUSE

D'ORIGINE TUBERCULEUSE

ATROPHODERMIES MACULEUSES IDIOPATHIQUES

BA

DERMATITE ÉRYTHRODERMIQUE

AVEC ATROPHIE MACULEUSE

D'ORIGINE TUBERCULEUSE

ATROPHODERMIES MACULEUSES IDIOPATHIQUES

PAR

Le Dr Jean-Auguste BAVEREY

MÉDECIN STAGIAIRE AU VAL-DE-GRACE

LYON

IMPRIMERIES RÉUNIES

8, RUE RACHAIS, 8

1907

A MON PÈRE ET A MA MÈRE

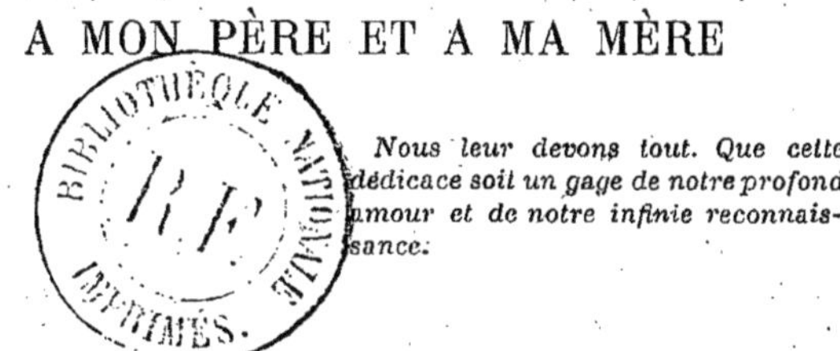

Nous leur devons tout. Que cette dédicace soit un gage de notre profond amour et de notre infinie reconnaissance.

A MES PARENTS

A MES AMIS

AVANT-PROPOS

A la fin de nos études médicales, c'est un devoir pour nous de remercier tous ceux qui nous ont prodigué leur savoir et leurs conseils.

Notre gratitude doit aller tout d'abord à nos professeurs des Facultés de Nancy et de Lyon et à nos Maîtres militaires.

Monsieur le professeur Nicolas nous a inspiré le sujet de cette thèse et nous fait le grand honneur de la présider. Il nous a toujours accueilli avec une amabilité qui nous a touché. Nous le prions de croire à notre vive reconnaissance.

Monsieur le docteur Fabre, chef de la clinique des maladies cutanées, ne nous a refusé pour notre thèse, ni sa savante collaboration, ni ses gracieux avis. Nous l'en remercions bien vivement.

A l'Ecole enfin, nous avons contracté envers Monsieur le médecin principal Boisson et Monsieur le médecin-major Braün une dette de reconnaissance que nous n'oublierons jamais. Puissent ces quelques mots en acquitter une bien faible partie et leur dire notre respectueux dévouement.

CHAPITRE PREMIER

Historique.

Avant 1891, la question des atrophies maculeuses primitives de la peau n'avait guère attiré l'attention des dermatologistes. Tout au plus peut-on citer pour mémoire, des observations dues à Buchwald (1883), Pellizari (1884) Touton (1886), Pospelow (1886) et encore devons-nous remarquer qu'il s'agit, sauf pour le cas de Pellizari, d'atrophies cutanées diffuses, qui ne nous intéressent pas directement. Nous devons y ajouter aussi les observations de Nivet (1887) et Balzer (1888), relatives à des cas d'atrophie en taches, consécutive à des lésions syphilitiques.

En 1891, les publications de Thibierge et de Jadassohn forment le point de départ véritable des travaux ultérieurs.

Thibierge rapporte sous la dénomination d' « atrophie érythémateuse en plaques à progression excentrique », le cas d'une femme de 25 ans qui présentait sur la joue droite une plaque presque circulaire, déprimée, de la grosseur d'une pièce de 10 centimes, et une autre sur la joue gauche, de la grosseur d'une lentille. Les territoires atteints étaient nettement délimités, rouge sombre. La rougeur disparaissait par la pression et la consistance était diminuée. En 1901, Thibierge constate l'accroissement des deux plaques, leur caractère plus nettement atrophique, et l'apparition de territoires analogues sur le cuir chevelu. Il fait alors de l'affection une forme du lupus érythémateux, manière de voir qui se confirme nettement, en 1905, par l'évolution du tableau morbide. La plaque de la joue droite, devenue irrégulièrement ovale, était longue de 62 millimètres, large de 41 millimètres; celle de la joue gauche, plus accrue, proportionnellement, mesure 48 millimètres de long sur 28 millimètres de large. Elles sont un peu déprimées, blanches, brillantes; l'épiderme y est finement plissé: on ne constate ni dilatation vasculaire, ni élargissement des orifices des follicules. La consistance du pourtour est augmentée. D'autres taches blanches cicatricielles dépouillées de cheveux, et avec des follicules nettement élargis, occupent différents endroits du cuir chevelu. La malade est anémique; son père est mort de tuberculose pulmonaire, mais elle-même n'en présente aucun signe.

De ce cas, Thibierge, en 1905, conclut que tous les autres cas d'atrophie cutanée maculeuse sont du lupus érythémateux, en particulier celui de Jadassohn, publié quelques mois avant le sien, en 1891.

Jadassohn décrit le cas d'une femme de 23 ans, atteinte d'une tumeur blanche du genou droit.

Elle présente la peau du dos des deux mains lisse, mince et brillante, avec des veines fortement dessinées. Plus loin, sur la face d'extension du bras, des taches rouges, livides, claires, rondes et grosses comme une pièce de 10 pfennigs. Le doigt sent un vide à leur surface. Sur l'olécrâne, des efflorescences rouges, bleu sombre, irrégulières, disparaissant par la pression. A d'autres endroits, des stries rouge clair, rappelant des vergetures et de petites stries

blanches, très fines. La maladie commença par des taches
rouges au coude. Enfin, Jadassohn remarqua à l'avant-bras
gauche une efflorescence de la grosseur d'une lentille, légèrement surélevée, rappelant une papule syphilitique, qui
s'affaissa en deux ou trois semaines et devint atrophique.
L'examen histologique d'une tache rouge atrophique montre une légère infiltration de cellules rondes et fusiformes
à la périphérie de la tache, et la disparition des fibres élastiques en son centre. La lacune de tissu élastique occupe
la partie toute supérieure du derme et présente une forme
triangulaire dont la base est tournée vers l'épiderme. La
persistance des fibres élastiques dans la zone périphérique
d'infiltration cellulaire, montre que l'infiltration précède
la destruction des fibres élastiques. Les amas cellulaires
eux-mêmes sont d'ailleurs dépourvus de fibres élastiques.
L'aspect clinique de l'affection est dû à la disposition du
réseau élastique, soutien du tissu conjonctif, qui se rata-
tine et devient mou, gélatineux ; Jadassohn enfin identifie
au sien le cas de Thibierge et propose le nom d'« anétodermie
érythémateuse » (ανετος, lâche, mou).

Telles sont les observations fondamentales de Thibierge et de Jadassohn. Nous devons y ajouter la même
année (1891), un cas de Galewski et un cas de Fournier
et Besnier, sur lesquels la littérature ne fournit que des
données très restreintes.

L'observation de GALEWSKI s'accorde exactement d'après
Oppenheim, avec le cas de cet auteur que nous rapportons
plus loin. La malade présentait des taches nombreuses,
grosses, distinctes, en partie érythémateuses, en partie cicatricielles et atrophiques, avec accroissement périphérique
et bombement ultérieur des parties centrales atrophiques
Histologiquement, disparition complète du tissu élastique.

FOURNIER et BESNIER observent chez un jeune officier,

chez lequel il n'y avait pas eu de syphilis, un petit nombre de taches bleuâtres, rondes, dont l'épiderme plissé se fronçait encore davantage si on le déplaçait. Le chorion manquait. (Moule n° 668, macules cyaniques.)

A la suite de ces publications, nous allons jusqu'en 1894, où nous trouvons une observation de Hallopeau, que nous signalons en passant sans la retenir, car elle est nettement étrangère aux cas qui nous intéressent d'atrophies maculeuses idiopathiques vraies.

Il s'agit en effet d'un cas d'urticaire pigmenté suivi d'atrophie. La lésion primitive ayant évolué vers l'atrophie nous paraît assez nettement caractérisée pour que nous puissions d'emblée éliminer ce cas.

En 1897, Nikolsky décrit un cas très semblable au précédent et aussi peu intéressant pour nous.

Il s'agit de taches atrophiques, réparties symétriquement sur les bras et développées à la suite de poussées douloureuses intermittentes de boutons rouges semblables à de l'urticaire. L'examen histologique montra une infiltration périvasculaire consécutive des vaisseaux et persistance des fibres élastiques.

L'année suivante (1898) nous rapporte deux observations de Toeroek.

La première se rapporte à une cuisinière de 48 ans qui présentait sur les faces d'extension des deux bras des taches en amas épais de la grosseur d'un grain de mil à un kreuzer, nettement circonscrites, blanches, déprimées. La peau y est plus mince et plissée en fins sillons. On trouve, outre ces macules atrophiques, des taches rouges un peu surélevées et douces au toucher. Ces plaques atrophiques se seraient développées à la suite de phlyctènes semblables à des pustules de petite vérole, ou des taches rouges dont nous venons de parler. Le second cas est celui d'une primipare de 23 ans, autrement bien portante, chez qui se développèrent, dès le troisième mois de la grossesse, disséminées sur tout le corps, des lésions cutanées de la grosseur d'un haricot à une pièce d'une couronne, de couleur chamois, dont la surface était finement plissée, soulevée audessus des parties adjacentes, et qui étaient formées d'un tissu myxomateux de nouvelle formation. Les vergetures normales du ventre présentaient le même aspect. L'auteur croit à une transformation myxomatoïde du tissu cutané normalement distendu au cours de la grossesse, avec terminaison par atrophie. Pour les deux cas, il manque l'examen histologique.

En 1898, se place le cas de Neumann.

Cet auteur décrit chez un serrurier de 23 ans des plaques grosses d'un thaler à une main, répandues sur toute la surface du corps, laissant libre seulement le dos de la main et du pied, ainsi que le visage, plaques qui se développèrent à la suite de boutons punctiformes parcourus par des vaisseaux dilatés. Ces boutons s'accrurent à la périphérie jusqu'à la grosseur d'un grain de plomb. Au début rouge clair, ils prirent plus tard une couleur plus brune, et montrèrent un accroissement plus net du bord. A la fin, la résorption des boutons se produisit, avant qu'ils eussent atteint une plus grande étendue. Ensuite, se développèrent des plaques blanches semblables à du vitiligo, qui sont déprimées au centre, et limitées à la périphérie d'une bande rouge brun. Neumann met ce cas parmi les atrophies idiopathiques.

En 1899, paraît le travail de Nielsen, qui nous ramène aux observations primitives de Thibierge et de Jadassohn.

Une domestique de 22 ans présente dans la région temporale droite une dépression cutanée de la grosseur d'une cerise, ronde, nettement délimitée, de couleur plus rouge que la peau normale. La consistance est un peu diminuée; au bord, on voit quelques vaisseaux dilatés, mais pas d'infiltration nette. Ainsi installée, l'affection s'est mise à évoluer. La tache primitive devenait en deux ans grosse comme une pièce de 1 marck, et il se formait une tache analogue symétrique à la première sur la région temporale gauche. Toutes deux s'effaçaient par la pression. Nielsen identifie ce cas à celui de Thibierge mais veut le séparer de celui de Jadassohn.

Vient ensuite le cas de Pospelow, qui décrit, la même année, une atrophie maculeuse de la peau, sous la dépendance de la maladie de Raynaud.

Les taches atrophiques, occupant la peau des membres, présentent l'aspect typique de papier à cigarette froissé et, comme stade initial, des taches rouges hémorragiques. L'examen bactériologique montre une infiltration inflammatoire autour des vaisseaux sanguins, des follicules pileux et des glandes sébacées et sudoripares avec une disparition consécutive du tissu élastique.

Mibelli rapporte en 1900 un cas d'atrophie maculeuse primitive dans la syphilis.

L'auteur considère nettement ces taches comme des syphilides, bien que les macules atrophiques ne soient précédées d'aucun exanthème appréciable. L'examen histologique montre dans ce cas une infiltration cellulaire périvasculaire et une disparition complète des fibres élastiques de la zone infiltrée.

En 1901, se place le cas de du Castel, qui décrit chez

une femme de 24 ans des taches atrophiques blanches, lisses, entourées d'un anneau brun surélevé et siégeant à la peau du front. Autour des taches, plusieurs petits boutons de la grosseur d'un grain de mil. L'auteur dénomme l'affection: « Plaques atrophiques du front, avec cercle limitrophe papulo-pigmentaire et papules isolées pigmentaires périphériques ». Brocq et Thibierge considèrent ce cas comme un lupus érythémateux.

Nous arrivons aux deux cas de HEUSS (1901), qui présentent un intérêt particulier.

Le premier se rapporte à une femme de 38 ans, ayant un lupus érythémateux du visage et qui présentait sur les épaules, les avant-bras et le dos, de petites taches brillantes, rouge bleu à la surface, comme ridées, sans pourtour pigmenté ou inflammatoire. La peau, d'aspect cicatriciel, est amincie et la palpation donne la sensation d'un trou dans la peau. L'examen histologique fournit les mêmes résultats que pour le malade de Jadassohn. Infiltration légère et uniforme de cellules rondes autour des vaisseaux, avec atrophie centrale complète du tissu élastique, laissant un espace en forme de coin dont la base est tournée vers l'épiderme. La malade présente une toux sèche et au sommet droit de la matité, et une respiration affaiblie.

La seconde observation est celle d'une femme, qui vit se développer sur son visage des taches rouges transformées peu à peu en lacunes blanches cicatricielles. On trouve plusieurs stades du développement: des taches rouges surélevées s'effaçant par la pression, des taches déprimées rouge livide à peau amincie et déformée; enfin, des taches d'un blanc brillant à surface lisse et déprimée. La malade fut scrofuleuse dans son enfance. Elle a maintenant une toux sèche et de la matité au sommet droit. Heuss considère cette affection comme une tuberculide, dermatose hématogène par autointoxication tuberculeuse. Il admet comme identiques aux siens les cas de Thibierge, Jadassohn, Galewski, Mibelli et Besnier.

En 1903, HERXHEIMER et HARTMANN décrivent, sous le nom d'acrodermatite atrophiante, une affection qui débute, au niveau des surfaces d'extension des extrémités, par de la rougeur avec infiltration et qui aboutit peu à peu à l'atrophie de la peau.

La teinte des téguments varie suivant les périodes, du rouge bleuâtre au rouge brunâtre. Les téguments et le tissu sous-cutané sont anémiés ; la peau est légèrement plissée, semblable à du papier à cigarettes froissé ; les duvets sont tombés en totalité ou en grande partie. Parfois il y a un peu de desquamation. En général, à la période d'atrophie, les extrémités sont froides. Il peut se produire dans quelques cas, surtout au voisinage du coude, de véritables tumeurs sous-cutanées qui, au bout d'un certain temps, s'atrophient et se fondent avec des plaques atrophiques de la région.

Cette affection siège surtout aux mains, mais les pieds peuvent aussi être intéressés. Elle envahit d'abord la face dorsale des mains, puis les surfaces d'extension des articulations des doigts, enfin les coudes sont atteints. Les muscles sous-jacents sont indemnes.

Le processus inflammatoire siège dans les couches moyennes du derme. Dans le territoire de l'inflammation, le nombre des fibres élastiques a diminué.

L'évolution est lente, l'étiologie obscure. Herxheimer et Hartmann croient que cette affection est identique à l'érythromélie, à l'atrophie idiopathique diffuse de la peau (Brocq, p. 647 et 648, 1907).

En 1903, parurent les courtes observations de CHOTZEN et de MOBERG.

Nous citons simplement la première. La seconde nous

présente des taches atrophiques circonscrites au genou droit, de la grosseur d'un pois à un pfennig, de couleur rouge bleu ou blanche. On trouve le stade jeune de l'affection sous forme d'une tache rouge plus petite nettement infiltré et des modifications atrophiques diffuses au genou gauche et aux deux dos du pied.

L'année 1904 nous apporte l'observation de PALM, le travail d'ALEXANDER et celui de WECHSELMANN.

Ce dernier auteur rapporte un cas d'atrophie maculeuse d'apparence idiopathique, mais nettement attribuable, après un examen plus approfondi, à du lichen plan suivi d'atrophie. L'examen histologique montre des lésions du tissu élastique absolument superposables à celles décrites par les auteurs précédents. A l'occasion de cette observation, Wechselmann étudie les cas publiés d'atrophie maculeuse idiopathique et il se rallie à l'opinion qu'il doit s'agir pour la plupart d'un processus dû à l'intoxication tuberculeuse.

ALEXANDER rapporte le cas d'un homme de 31 ans atteint de tuberculose pulmonaire, qui vit en quelques poussées se développer une atrophie cutanée en foyers disséminés et étendue sur une grande partie du corps. L aspect des taches atrophiques n'a rien de ˜ien particulier; ce qu'il y a de remarquable ici, c'est le sexe du malade et le caractère aigu de l'affection. Il s'établit une cloque pleine de liquide séreux, et même purulent; celle-ci se dessèche après un temps court; il se forme une croûte et lorsque celle-ci est tombée, il se développe des zones faiblement plissées semblables à du papier à cigarettes, qui, d'abord, ont une couleur rouge bleu, deviennent plus pâles et sont enfin à peine visibles. A remarquer aussi la chute des ongles; l'auteur pense qu'on peut considérer son cas comme idiopathique. Cette atrophie cutanée a gardé son caractère chronique d'ensemble, mais quelques-unes de ses phases ont pris la

forme d'une dermatite aiguë inflammatoire. La cause qui
donne le processus, — quelle qu'en soit la nature, — agit
ici d'une façon si intense qu'elle produit des bulles.

En 1905 vient l'observation de BLASCHKO.

Il présente à la Société de dermatologie de Berlin une
femme de 45 ans avec une atrophie cutanée idiopathique
aux jambes et aux bras. Aux jambes sont encore dix plaques atrophiques de la grosseur d'une pièce de 10 pfennigs,
qui sans le processus inflammatoire pourraient être identi-
fiées à des vergetures.

La même année, sous le titre de « dermatite atropho-
hypertrophique en aires à progression excentrique d'origine indéterminée, peut-être tuberculeuse », de BEUR-
MANN et GOUGEROT, rapportent l'observation suivante.

Une femme de 17 ans, présente des plaques brillantes
symétriques aux deux côtés du visage, au-dessous du con-
duit auditif, hautes de 5 millimètres, larges de 3 cent. 5,
à surface finement plissée. Dans le domaine de cette plaque, la peau est amincie, non desquamante, la peau du
pourtour faisant comme un orifice herniaire, dans lequel
on pénètre avec le doigt en refoulant la peau amincie. Le
bord de l'affection est légèrement coloré en violet.

Enfin, en 1906, le travail de RUSCH et celui très important de OPPENHEIM, nous apportent sur la question, des
lumières nouvelles.

OPPENHEIM rapporte l'histoire de deux malades. Le premier est une femme de 18 ans, qui présente sur le tronc
et les extrémités des efflorescences d'aspect divers, irrégulièrement disséminées. Les plus petites sont rouges, légèrement surélevées et effacées par la pression. Les moyennes de

la grosseur d'un liard sont encore au niveau de la peau, mais présentent un léger plissement de la partie centrale. Elles sont entourées alors d'un cercle violet rouge, de 2 à 3 millimètres de large, ressemblant aux petites taches. Le doigt sent un vide à leur surface. Dominant le tableau morbide, existent des voussures qui donnent à certains endroits la sensation de tumeurs cutanées. (On pense à la maladie de Recklinghausen.)

Elles ressemblent à de petits sacs pleins d'une substance duveteuse, que l'on vide facilement, et qui laissent à leur place une dépression où se loge le doigt, recouverte d'une peau mince et plissée comme du papier à cigarettes. La malade présente aussi des vergetures aux fesses, aux mamelles, au deltoïde. L'examen histologique montre des lésions tout à fait semblables à celles que les auteurs ont décrites jusqu'à présent: infiltration celluleuse périvasculaire et disparition des fibres élastiques au centre de la tache, laissant une lacune de forme triangulaire, à base tournée vers l'épiderme. La malade a un souffle aux sommets, des sueurs nocturnes et de l'amaigrissement. L'auteur attribue les vergetures à un état de moindre résistance des tissus élastiques de la peau. Il désigne l'affection sous le nom de « dermatite atrophiante circonscrite ». Le second malade ue Oppenheim, sans aucun symptôme de tuberculose, présente les signes de l'acrodermatite atrophiante et en même temps des macules atrophiques circonscrites.

L'auteur fait ensuite une classification des cas épars rapportés ci-dessus. Après avoir éliminé successivement les atrophies maculeuses, nettement secondaires à des dermatoses bien caractérisées, puis celles qui, frappant le visage, sont pour lui une variété de lupus érythémateux, il ne garde comme atrophies maculeuses idiopathiques vraies, que deux catégories ae faits: 1° les formes maculeuses, qui sont aux atrophies diffuses ce que la morphée est à la sclérodermie généralisée; 2° les formes qui présentent des manifestations maculeuses à côté de manifestations diffuses, les premières étant le stade de début des secondes, et qui se rattachent à l'acrodermatite atrophiante de Herxheimer et Hartmann. Oppenheim exprime en terminant l'opinion que la tuberculose peut probablement être incriminée dans la production de ces lésions, parce que, chez presque tous les malades, on trouve des signes de tuberculose.

Aussi, avec l'ouvrage d'Oppenheim, l'ordre s'établit pour tous ces cas disparates. Il ne reste que deux groupes d'atrophies maculeuses idiopathiques, d'une part, les atrophies maculeuses vraies, d'autre part, des formes à rattacher à l'acrodermatite atrophiante. Le travail de Rusch vient confirmer cette manière de voir, au sujet de ce deuxième groupe de faits et le sépare encore plus nettement du premier. L'auteur, en effet, dans une étude d'ensemble de l'atrophie cutanée idiopathique diffuse, range dans cette catégorie (avec les tableaux morbides réunis jusque-là, sous les noms d'*atrophie cutanée diffuse et circonscrite*, d'*érythème paralytique*, d'*érythodermie pityriasique en plaques disséminées*) l'acrodermatite atrophiante de Herxheimer et Hartman.

De ce fait déjà, il revendique comme atrophies diffuses, le groupe 2 de Oppenheim, attribué par celui-ci à l'acrodermatite. Mais, bien plus, il étudie en particulier chacun des cas constituant ce groupe et les range parmi les atrophies idiopathiques diffuses. Il ne reste plus alors, parmi les atrophies maculeuses idopathiques, que le premier groupe de Oppenheim.

Tel est l'état actuel de cette question. On voit qu'à la lumière des travaux récents, elle s'est notablement éclaircie. Le groupe diffus des atrophies cutanées idiopathiques maculeuses s'est organisé peu à peu. Qu'il nous soit permis de rapporter un cas observé à la clinique dermatologique de l'Antiquaille. Peut-être cette observation pourra-t-elle nous aider à prendre notre humble part à l'étude des faits d'atrophies maculeuses idiopathiques de la peau, parmi lesquelles nous essayerons de lui trouver une place.

Note. — Au moment de mettre sous presse, nous avons connaissance du travail du Dr Mazoyer paru au mois d'août 1907. Cet auteur fait une distinction nette entre les atrophies maculeuses et les atrophies diffuses, mais indique l'existence de formes de passage. Il s'occupe spécialement des atrophies maculeuses et conclut que ces dernières constituent un syndrome dû à des causes variées, mais consécutif à des inflammations cutanées préexistantes, de nature initiale diverse, surtout syphilitique ou tuberculeuse. On verra qu'il n'existe aucune divergence essentielle entre ces idées et celles que nous exposons plus loin.

CHAPITRE II

OBSERVATION

D... Pierre, 54 ans, vient à la clinique de l'Antiquaille, le 4 septembre 1905, demander conseil pour une plaie contuse de la jambe gauche. Cette plaie est peu profonde. Il s'agit d'une simple éraillure linéaire traumatique de la peau.

Au cours de l'examen, on remarque que le malade est porteur d'une autre affection cutanée d'aspect singulier, sur l'existence de laquelle il n'attire nullement l'attention. Il ne s'est jamais, dit-il, préoccupé sérieusement de cette maladie de peau, qui s'est progressivement développée sans provoquer de douleurs. Elle s'est accompagnée seulement d'un prurit d'ailleurs intermittent, parfois très accusé, toujours supportable. Aussi le malade a-t-il laissé les lésions se développer sans s'en inquiéter et sans jamais consulter un médecin. Actuellement, l'affection cutanée dont nous étudierons plus loin la topographie est très étendue et a des localisations multiples.

Elle est caractérisée par l'existence de placards erythémateux de forme, de dimensions et de configuration très variables. Au niveau de ces placards existent des macules atrophiques plus ou moins confluentes. Tels sont les deux éléments dont l'intrication constitue l'affection de notre malade.

En somme, placards érythémateux et macules atrophiques. Nous allons maintenant décrire chacun de ces éléments en détail.

Erythème. — C'est au niveau du tronc que les placards érythémateux sont le plus développés.

Leur coloration est variable ; par places, ils sont de teinte rouge vif, ailleurs ils ont une coloration rose pâle très peu accusée. Quelques-uns ont la teinte brun clair de certaines éruptions séborrhéiques.

Le malade dit que l'aspect des régions érythémateuses est sujet à des variations : tantôt l'érythème est très accusé, prend un aspect carminé, tantôt sa teinte s'atténue et la rougeur, tend à disparaître.

Les contours des zones érythémateuses sont peu nets, non perceptibles au doigt et la transition avec la peau saine, se fait d'une manière insensible. Toutefois, au niveau des placards d'érythème, la peau est le siège d'une infiltration légère, mais nettement appréciable. Elle donne à la main une sensation de rudesse, de rugosité.

Quelques placards présentent, quand on les regarde obliquement, un aspect vernissé, luisant, gras, qui rappelle d'assez près les macules de la lèpre. La plupart sont le siège d'une desquamation très légère, fine, pityriasique.

Si l'on examine de près ces surfaces érythémateuses, on voit que l'épiderme qui les recouvre est ridé, plissé, très mobile sur les plans profonds, comme décollés par places. Il semble qu'une pression un peu forte compléterait ce décollement et enlèverait la mince pellicule chagrinée qui recouvre la surface du derme hyperhémié.

Les altérations des poils sont intéressantes à noter. Dans les zones de peau saine, au voisinage des régions érythémateuses, les poils sont normaux. Un certain nombre d'orifices pilo-sébacés sont dilatés et leur infundibulum est rempli par des sortes de petits cônes cornés grisâtres.

Brusquement, dès qu'on arrive en pleine zone érythémateuse, les poils disparaissent à peu près complètement et les orifices pilo-sébacés ne sont plus visibles.

Notons également que si l'érythème est sujet à des variations dans son intensité, s'il est dans son ensemble plus ou moins atténué à certains moments, il ne disparaît jamais complètement. Il est fixé et subit des modifications pour arriver à prendre l'aspect des placards typiques au niveau desquels on observe les îlots atrophiques que nous allons décrire.

MACULES ATROPHIQUES. — Elles sont de dimensions très variables; les unes sont punctiformes, d'autres lenticulaires, d'autres ont les dimensions d'une pièce de cinquante centimes, d'autres sont plus larges encore.

Les éléments punctiformes constituent le premier stade de la macule atrophique. Les points d'invasion de début de l'atrophie sont bien visibles sur le placard occupant le côté gauche du thorax : ce placard s'étend jusqu'aux dernières côtes et se termine par une zone d'érythème très accusé. La peau présente à ce niveau, sur la ligne axillaire moyenne, une coloration rouge violacé. Elle est comme parsemée de petits points atrophiques blancs, la plupart lenticulaires.

Ces îlots d'agrandissement finissent par se réunir les uns aux autres et par former de véritables placards confluents, à contours irréguliers. Ces macules atrophiques sont entourées d'une bordure érythémateuse de teinte rouge vif.

Dans les points où les macules atrophiques sont très développées, la bordure d'érythème est mince, réduite à un simple liseré qui forme comme un réseau délicat autour des plaques atrophiques.

Ces plaques sont lisses au toucher et sont nettement déprimées, la peau est comme amincie à leur niveau et l'épiderme s'y montre ridé, plissé, comme trop large pour la surface qu'il doit recouvrir.

L'aspect général de ces zones atrophiques rappelle celui des vergetures dues à la distension du derme. Elles présen-

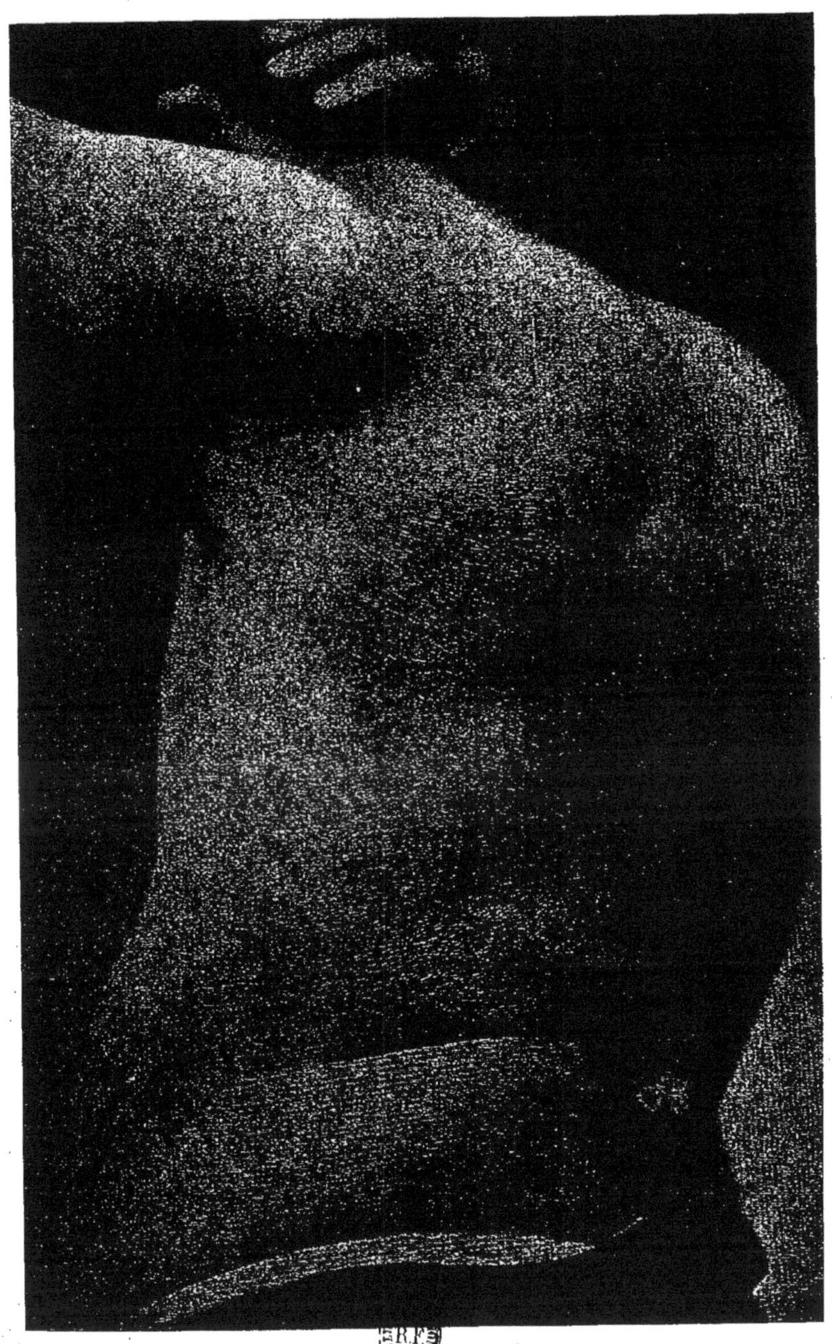

tent en effet la même dépression appréciable au toucher
que les vergetures, le même aspect brillant, les mêmes
éraillures du derme, le même état plissé, rude, du revête-
ment épidermique.

Tel est l'aspect général de l'affection. Elle s'est développée
lentement, presque à l'insu du malade, sans occasionner
d'autre trouble qu'un peu de prurit. Il y a huit ans que le
malade a remarqué pour la première fois une rougeur per-
sistante de la peau sur la partie gauche du thorax, dans la
région mammaire. Depuis, les lésions ont progressé très
lentement. Actuellement, elles ont la topographie suivante:

TOPOGRAPHIE DES LÉSIONS. — L'affection présente son
maximum de développement au niveau du tronc. Deux vastes placards érythémateux parsemés de macules atrophiques occupent les flancs, couvrent en arrière la partie
moyenne des régions scapulaires et se rejoignent par une
même bande sur la ligne médiane. D'autres placards, d'étendue variable, se voient au niveau des régions lombaire et
sacrée et sur la partie supérieure de la fesse gauche.

Les placards du thorax sont les plus typiques, les plus
anciens en date. C'est sur les côtés du thorax, dans le pro-
longement de la région axillaire que les lésions atteignent
leur maximum de développement. Du côté gauche en particulier, on voit que les lésions sont surtout atrophiques.
Les macules atrophiques sont, à ce niveau, très abondantes,
confluentes par place et entourées d'une bordure congestive
rouge vif.

Ce placard gauche se prolonge en avant en contournant
le thorax, à la hauteur de la région mammaire. Il conserve
à ce niveau les mêmes caractères. Il respecte l'aréole du
mamelon qui a conservé sa teinte normale et au niveau de
laquelle les poils n'ont subi aucune modification. A droite,
les lésions ont un siège et une topographie à peu près identiques. Toutefois, les lésions atrophiques sont moins prédo-
minantes.

La région mammaire n'est pas atteinte. Les deux placards érythémateux se rejoignent par une bande passant au niveau de l'épigastre.

Le bras gauche ne présente aucune lésion. Le bras droit présente, sur sa face interne et à sa partie moyenne, une zone érythémateuse de la largeur de la paume de la main, semée de points atrophiques. Ce placard du bras est complètement isolé des lésions thoraciques, par une large bande de téguments sains. Il présente le même aspect que les larges placards du thorax, qui ont servi de type à notre description. Un deuxième placard, plus petit, séparé du premier, est situé sur la face postérieure du bras.

Au niveau des membres inférieurs, on voit des points d'irritation nombreux. La plupart des placards érythémateux ont à ce niveau une teinte brun clair. Ils sont le siège d'une desquammation fine, pityriasique. Un de ces placards est situé sur la face antérieure de la jambe gauche. C'est à ce niveau que le malade s'était contusionné. La contusion a produit une éraillure linéaire de la peau, d'une longueur de 6 à 7 centimètres environ.

Les placards des membres inférieurs sont simplement érythémateux. De configuration plus ou moins nettement orbiculaire, de teinte brun clair, finement squammeux, prurigineux, légèrement infiltrés, ils ressemblent à certaines eczématisations nummulaires, à la période de dessication.

Telle est la description des lésions cutanées de notre malade.

Nous n'avons observé aucune altération du côté des muqueuses.

Il n'y a pas de troubles de croissance et d'évolution des ongles.

Le malade se plaint de ressentir au niveau des points qui sont le siège de l'érythème, une sensation de sécheresse.

La transpiration serait moindre à ce niveau qu'au niveau des régions saines. Nous avons déjà insisté sur l'aspect sec, rugueux des placards érythémateux.

L'état général de notre malade est bon. Il se plaint seulement d'un peu d'oppression et dit tousser tous les hivers. Pendant l'été, la toux cesse et l'oppression diminue. L'examen viscéral nous a révélé les particularités suivantes :

Poumons. — A l'examen du thorax, on constate un léger degré d'aplatissement ou de rétraction de la partie antérieure droite du thorax. Le malade a eu, il y a huit ans, de ce même côté droit, une pleurésie qui dura trois mois. L'expansion expiratoire est moindre à droite. La sonorité est diminuée à la base droite, en arrière, sur une étendue de quatre travers de doigt. La respiration s'entend partout, elle est emphysémateuse. Au niveau des sommets, elle est ample et ne s'accompagne d'aucun bruit surajouté. A la base droite, on entend quelques râles bulleux inspiratoires. Le malade éprouve à ce niveau, depuis quelques jours, une légère douleur dans les respirations profondes et lors des quintes de toux. Dyspnée nulle. Pas d'expectoration.

Cœur. — La pointe est très mal perçue. Les battements cardiaques sont réguliers, sans arythmie ni souffle. Pas de tachycardie. Pas d'athérome périphérique. Pouls de tension normale. L'exploration de l'abdomen est négative. Les troubles digestifs sont nuls. Il n'existe pas de troubles nerveux. La sensibilité à la pression, au tact, à la piqûre, à la chaleur et au froid est partout intacte. Les points atrophiques ont aussi une sensibilité aussi délicate que la peau saine. Pas de troubles de la motilité ni des réflexes. Les papilles sont égales et leurs réactions sont normales. Le malade est émotif, mais ne présente aucun stigmate d'hystérie. Les urines ne contiennent ni sucre, ni albumine.

Antécédents. — Nous avons fouillé les antécédents du malade pour découvrir une cause à laquelle rattacher la singulière dermatose qu'il présente. Voici ce qu'il raconte : son père est mort à 52 ans, d'une attaque. Sa mère est morte à 67 ans d'affection inconnue. Il a cinq frères ou sœurs, tous bien portants. Il a perdu une sœur, morte dans un asile d'aliénés.

Le malade a eu la fièvre typhoïde à 13 ans. L'évolution de la maladie paraît avoir été normale, plutôt bénigne, sans complication, ni séquelle d'aucune sorte. Il n'a eu d'autre maladie qu'une pleurésie il y a huit ans. Cette pleurésie siégeait à droite. Elle fut soignée à l'hôpital de la Croix-Rousse, par des topiques. La convalescence fut longue et la durée totale de la maladie aurait été de six mois environ. Depuis ce temps, le malade s'enrhume facilement, il a souvent des points de côté, au siège de son ancienne pleurésie, mais il n'a pas maigri, n'a jamais eu d'hémoptysie ni de toux habituelle. C'est au moment de la convalescence de l'affection pleurale qu'aurait débuté l'affection actuelle. Malheureusement, le malade, qui s'est fort mal observé, ne donne, sur l'évolution de la maladie, que des renseignements tout à fait vagues.

Le malade nie tout excès éthylique. Rien dans ces antécédents ne permet d'affirmer qu'il ait eu la syphilis. L'interrogatoire, sur ce point, est absolument négatif.

Le malade est marié. Sa femme est actuellement bien portante, mais a eu une pleurésie il y a quine ans. Le malade n'a qu'un enfant bien portant, âgé de 15 ans. Cet enfant aurait eu une broncho-pneumonie et une tumeur blanche du coude.

23 juin 1906. — Le malade est revu aujourd'hui. Il n'est pas revenu à l'hôpital, car il n'a pas trouvé que les médications prescrites aient une influence sur l'évolution de son affection cutanée. Il désespère de guérir et prend le parti de négliger complètement « sa maladie de peau ».

Actuellement, les lésions ont conservé les mêmes caractères que lors du premier examen, mais partout elles sont en voie d'extension. De nouveaux foyers ont apparu, les anciens ont progressé excentriquement.

Au thorax, l'atrophie semble avoir fait des progrès au niveau des divers placards. Les zones atrophiques à épi-

derme plissé, ridé, tranchant avec une extraordinaire intensité sur les placards érythémateux, réduits à une sorte de
tissu rouge carminé, très délié. L'ensemble est extrême-
ment saisissant et l'aspect bariolé du placard est vraiment
extraordinaire.

Du côté gauche, le placard s'est encore étendu sur la
région mammaire. Il respecte cependant le mamelon
entouré d'un cercle de poils pigmentés, solides, d'aspect
normal.

La bande érythémateuse, qui réunit en avant les deux larges placards du thorax en passant sous l'épigastre, est large
maintenant de plus de six travers de doigt. En certains points
de cette bande érythémateuse, les îlots d'atrophie n'ont pas
encore débuté, ailleurs, ils ne sont visibles qu'en déprimant
légèrement la peau. Sur d'autres points, ils sont très nets.
C'est sur ces points que commence à se manifester très nettement l'état ridé de l'épiderme.

RÉGION LOMBAIRE. — La même extension, la même mar-
che progressive des lésions s'observe au niveau de la région
lombaire. Les placards érythémateux sont ici très nombreux, tendent à confluer, à recouvrir la région lombo-
sacrée et à envahir les régions fessières et les fosses ilia-
ques externes.

Ces placards s'observent à tous les degrés d'évolution.
Tantôt il s'agit d'une longue plaque elliptique ou nummulaire d'érythème, nettement infiltrée, sans points d'atrophie ; tantôt les lésions ont l'aspect typique des localisations thoraciques.

Plusieurs de ces placards, purement érythémateux ont
un aspect qui les rapproche des macules de la lèpre anesthésique.

ABDOMEN. — Nous avons décrit la bande érythémateuse
sus-ombilicale. Notons que plusieurs placards érythémateux ont fait leur apparition au niveau de l'abdomen. Le

plus large siège au-dessus de l'arcade crurale gauche. Il a les dimensions de la paume de la main. Il est encore purement érythémateux.

Membres supérieurs. — Les deux membres supérieurs sont aujourd'hui atteints. Le bras gauche, indemne lors du premier examen du malade, présente un petit placard de teinte plutôt pigmentaire, brune, avec points atrophiques débutants.

A droite, les lésions sont en voie d'extension.

Membres inférieurs. — Au niveau des cuisses, les points d'invasion décrits lors du premier examen persistent sans grandes modifications, conservant leur configuration nummulaire, leur aspect brun rose, leur desquamation fine. Aucun point atrophique n'est encore visible à leur niveau. Le placard de la jambe gauche est aujourd'hui semé de points atrophiques manifestes.

A droite, existe sur la face antérieure de la jambe, un placard squameux très peu érythémateux, qui n'a pas subi de modifications depuis plus de dix ans, date de son apparition. Le grattage à ce niveau provoque une desquamation furfuracée micacée. Jamais de suintement. Ce placard ne présente aucun îlot d'atrophie.

Variations de l'érythème. — Le malade dit que sans jamais disparaître totalement, l'érythème est sujet à des variations considérables dans son intensité. La rougeur peut s'atténuer, mais il persiste toujours une très légère teinte brune, diffuse, sur toute l'étendue des zones congestives.

Poils. — Il nous paraît aujourd'hui, après nouvel examen, que ce que nous avions noté au sujet de l'état des poils n'est pas absolument exact. Il est vrai que les poils sont plus rares et plus grêles au niveau des régions malades, mais ils n'ont pas disparu totalement.

Phénomènes objectifs. — L'affection s'accompagne d'un certain degré de prurit qui semble s'accuser davantage depuis quelques mois.

Ce prurit est très supportable et la peau ne présente pas de lésions de grattage.

Etat général. — L'état général est toujours satisfaisant. L'appétit est bon, les fonctions digestives s'accomplissent normalement. Le malade a toussé tout l'hiver, mais l'examen des poumons est aujourd'hui négatif. La respiration est emphysémateuse, mais sans râles, les signes stéthoscopiques perçus à la base droite ont disparu.

Les troubles nerveux sont nuls.

Le traitement institué a été surtout un traitement tonique : liqueur de Fowler, huile de foie de morue, glycérophosphates. Localement, nous avons employé contre le prurit, des frictions à l'huile mentholée. Le malade ne s'est d'ailleurs astreint à aucun traitement régulier et le seul remède local qu'il ait bien accepté est l'usage des massages avec l'huile camphrée. Nous nous proposons d'essayer, dans ce cas, sur les placards au début, l'influence de la radiothérapie.

21 octobre 1907. — Le malade est venu aujourd'hui.

Le malade nous dit qu'il a eu depuis deux mois une bronchite intense. Il tousse moins depuis quelques jours.

Les lésions présentent toujours les mêmes caractères précédemment énumérés. On note de vastes placards d'érythème, qui débordent largement les muscles atrophiés. Ces placards ont la topographie et l'aspect que nous leur avons décrits. Ce sont de larges surfaces rouges, au niveau desquelles la peau est sèche, légèrement rugueuse, finement squameuse, irrégulièrement coupée de sillons qui ne vont jamais jusqu'à constituer une rhagade profonde, atteignant le derme. La peau est chagrinée, plissée et ressemble aux téguments que l'on observe à la surface de certains eczémas en voie de rétrocession. En un mot : érythème, sécheresse de la peau, desquamation fine, craquelures de l'épiderme. Tels sont les caractères objectifs des plaques.

Aujourd'hui, on note de nouveaux éléments tout récents dont le malade ne s'est jamais aperçu. Ces éléments ont une configuration nummulaire parfaite.

Leurs dimensions vont d'une pièce de cinquante centimes à une pièce de deux francs. Ils ont déjà les mêmes caractères que les grands placards érythémateux: rougeur, sécheresse, plicatures de l'épiderme. Ils sont parcourus de fines arborisations vasculaires. Par la pression, on rend facilement la plaque exsangue. En tirant légèrement sur les téguments on aperçoit déjà de petites dépressions punctiformes cicatricielles. L'érythème s'est étendu, il occupe maintenant tout le flanc droit et s'étend en un vaste placard, de l'aisselle à la racine de la cuisse. Les points atrophiques se sont multipliés et l'aspect de ces vastes surfaces érythémateuses, semées de plaques atrophiques, est très curieux et très saisissant. Pas de prurit, mais sensation de cuisson. Pas de suintement.

Aux poumons, obscurité respiratoire des deux sommets. Respiration emphysémateuse.

On fait la cuti-réaction et le séro-diagnostic. Les résultats sont les suivants :

Séro-diagnostic positif : à + 1/5ᵉ, + 1/10ᵉ, + 1/15ᵉ.

Cuti-réaction positive. Après plus de dix jours, on constate encore une papule très nette, rouge et finement squameuse.

A cette observation clinique, nous avons pu joindre un examen histologique d'un fragment de peau excisé d'une macule atrophique.

EXAMEN MICROSCOPIQUE.— Nous avons prélevé, au niveau du flanc gauche de notre malade, et à sa demande, en pleine région érythémateuse atrophique, un fragment de peau.

Ce fragment a été fixé par l'alcool et inclus à la celloïdine. Les coupes ont été colorées par l'hématéine-éosine et par le picro-carmin. Nous avons employé pour la coloration du tissu conjonctif, le picro-ponceau de Curtis et la méthode de Van Giesen. Les fibres élastiques ont été mises en évidence par la fuchsine ferrique, suivant la formule de Weigert, et par la safranine ferrique.

Quelques coupes ont été colorées par la thionine, en solution aqueuse et par le bleu de Unna.

Si l'on examine a un petit grossissement (obj. 4, ocul. 2, Leitz) une coupe colorée par l'hématéine-éosine, l'aspect d'ensemble est le suivant :

Le fragment de peau prélevé est mince dans son ensemble. En aucun point de la coupe, le tissu cellulaire souscutané n'est visible. L'épaisseur de la coupe est cependant plus considérable par places. Il est possible, sur ces points, de juger des altérations du derme, des vaisseaux et des glandes de la peau.

La première lésion qui frappe, à l'examen des coupes est l'existence d'une infiltration très apparente, développée surtout dans les régions les plus superficielles du derme, région papillaire et sous-papillaire, enfin prédominante autour des vaisseaux. Cette infiltration en nappe n'est pas partout continue. Elle manque par places. Les zones où le derme souspapillaire est très infiltré, alternent très irrégulièrement avec celles où cette infiltration fait défaut.

Il ne s'ensuit pas pour cela que le derme de ces dernières zones soit normal. Nous verrons qu'il est parcouru par des travées de cellules embryonnaires, déjà bien visibles à ce grossissement et dont nous étudierons plus en détail la répartition. L'infiltration papillaire et sous-papillaire ne s'étend pas en profondeur. Sa limite inférieure est festonnée et le derme sous-jacent ne se montre parcouru que par des travées cellulaires à topographie surtout périvasculaire. L'épiderme est comme refoulé de dedans en dehors. Les papilles ont presque partout disparu. La ligne de séparation de l'épiderme et du derme est très légèrement ondulée. L'aspect de la coupe rappelle les lésions que l'on

observe dans les macules de la lèpre anesthésique. C'est la
même infiltration à topographie surtout sous-papillaire, le
même aplatissement de l'épiderme. Mais ici, nous n'obser-
vons pas l'infiltration pigmentaire des cellules de la basale, très visibles à un faible grossissement dans les cas de
macules lépreux. Dans les points où l'infiltration est moins
abondante, le tissu conjonctif a subi un notable degré d'hy-
perplasie.

A un plus fort grossissement (obj. 7, Leitz ou immersion
Norbet) on observe les lésions suivantes dans l'épiderme et
le derme.

ÉPIDERME. — L'épiderme est presque partout diminué
d'épaisseur. Cet aplatissement est surtout manifeste dans
les points où l'infiltration est le plus accusée. En ces points,
la limite entre l'épiderme et le derme est peu visible, impré-
cise. Les cellules de la basale n'ont plus leur disposition
régulière en palissade. Elles sont écartées les unes des
autres, disloquées comme désorientées. Entre ces cellules,
on voit quelques leucocytes plus ou moins profondément
engagés dans l'épithélium. Il existe quelques rares figures
de karyokinèse dans les cellules de cette couche basale.

Notons encore une fois l'absence de tout pigment dans la
couche génératrice. Les cellules de la couche épineuse sont
également par places aplaties perpendiculairement à la
surface de la peau. Cette assise est peu épaisse dans son
ensemble. Elle se réduit à deux ou trois couches de cellules.
Bien nettes, très typiques dans les points où l'infiltration
sous-épidermique manque, ces cellules sont très tassées, très
aplaties, comme atrophiées dans les points où l'infiltration
atteint son maximum de développement. Cependant, les
pointes de Schultze sont partout bien visibles, malgré les
déformations cellulaires.

La couche granuleuse est peu développée, réduite à une
vague rangée de cellules et n'est pas continue. Les grains
d'éléidine sont peu abondants.

La couche cornée est formée de quelques lamelles min-
ces, feuilletées. En certains points, on voit persister jusqu'à
la surface, des cellules nuclées.

Derme. — La limite entre le derme et l'épiderme est
difficile à préciser, nous l'avons dit, au niveau des zones
d'infiltration.

Le tissu conjonctif du derme est, dans son ensemble,
hyperplasié. Dans les points qui sont le siège de l'infiltration, le tissu conjonctif est comme remanié par les cellules.
Il est fenêtré et véritablement réticulé par places. Il est
réduit à quelques fibrilles que les méthodes électives de
coloration du tissu conjonctif mettent bien en évidence et
qui forment un réticulum délicat.

Les lésions du tissu élastique méritent de nous arrêter
plus longtemps. Au premier examen, il semble que l'on
puisse schématiser ces lésions dans cette formule : altération considérable du tissu élastique dans toute la zone d'infiltration, dans tout le reste du derme fibres saines. Un examen plus attentif montre que cette formule est inexacte.

Les lésions des fibres élastiques prédominent, il est vrai,
dans la zone d'infiltration. Partout où l'infiltration existe,
les fibres élastiques ont disparu, ou ne persistent que sous la
forme de tronçons de fibres saines, discontinues. Le riche
feutrage élastique des régions papillaires et sous-papillaires
n'existe plus.

*Sur toute l'étendue des macules atrophiques, la partie
profonde du derme, le derme proprement dit est séparé de
la couche basale de l'épiderme, par une zone conjonctive
plus ou moins remaniée par l'infiltration et où le réseau des
fibres élastiques a disparu.*

Ce mot, disparu, n'est pas absolument exact. Il reste épars
dans toute cette zone des fragments de fibres généralement
courts et grêles. Les lésions du tissu élastique ne sont pas
rigoureusement limitées à la zone superficielle du derme.
Elles sont encore très nettement visibles dans la partie

moyenne du derme et semblent aller en s'atténuant à mesure que l'on considère des couches plus profondes de la peau.

Dans la partie moyenne du derme, les fibres sont plus grêles, moins nombreuses, se teignent plus faiblement. Le réseau qu'elles forment a des mailles moins serrées et moins nombreuses que dans le derme normal. Ces altérations sont très visibles par comparaison avec ce que l'on observe sur des coupes de la peau saine, prise au niveau des flancs.

Sur toute l'étendue de cette zone moyenne du derme, les fibres élastiques sont raréfiées et manifestement en voie d'atrophie.

Nous sommes moins affirmatifs pour les lésions des fibres élastiques dans les couches profondes du derme. Il existe peut-être une fragmentation anormale du derme, mais elles sont encore larges, rubanées et presque partout d'aspect normal.

Nous n'avons rien à signaler à propos des fibres élastiques périvasculaires ; les vaisseaux compris dans nos coupes sont des capillaires, des veinules, dépourvus de couche élastique. Au niveau de l'infundibulum d'un poil, le treillis des fibres élastiques était également conservé.

L'infiltration n'est pas seulement papillaire et sous-papillaire. On la retrouve, plus ou moins accusée, dans toute l'épaisseur du derme. Cette infiltration est surtout périvasculaire, mais on la retrouve également autour des canaux sudoripares.

Le trajet intradermique des vaisseaux est dessiné par un manchon périvasculaire qui suit toutes les inflexions et les sinuosités qu'ils décrivent dans le derme. Ces vaisseaux sont d'ailleurs très abondants et l'on voit sur la coupe de nombreuses lumières vasculaires.

L'étude des cellules des infiltrats est très intéressante. L'infiltration se compose, en majeure partie, de cellules conjonctives à noyau clair, souvent ellipitque, à protoplasma abondant granuleux. Les anastomoses que ces cellules contractent entre elles sont facilement visibles. On note, en

outre, un grand nombre de cellules de petite taille, mono-
nucléaires, à noyau rond, fortement colorable. Ces cellules,
d'aspect lymphoïde, constituent la plus grande partie des
cellules de l'infiltration.

Les leucocytes sont très rares. Il arrive de parcourir une
coupe entière sans en apercevoir. Les plasmazellen typiques
manquant totalement dans l'infiltrat. En revanche, il existe
des mastzellen en assez grande abondance.

Nous n'avons rien vu qui rappelle les formations de cellules épithélioïdes. Il n'existe pas de cellules géantes.

Notons que la coloration simple par le bleu de métylène
et par la thionine ne nous a pas montré de bacilles dans les
cellules. Notre fragment étant inclus à la celloidine, nous
n'avons pas fait de coloration au ziehl, qui ne nous aurait
pas donné de résultat.

Poils. — Nous n'avons pas vu de poils ou de vestiges de
poils sur les coupes que nous avons examinées.

Muscles lisses. — Il existe encore par places quelques
faisceaux de muscles lisses qui ne paraissent pas altérés.

Glandes. — Nous n'avons pas vu de glandes sébacées sur
nos coupes. Les glandes sudoripares sont altérées. Elles sont
réduites à quelques tubes glandulaires atrophiés, difficile-
ment reconnaissables.

Les canaux sudoripares sont entourés par un manchon
de cellules. Ils semblent hyperplasiés, mais il est difficile
de faire la part de ce qui revient dans cette apparence d'hy-
perplasie, à l'infiltration péricanaliculaire, et à la prolifi-
cation des cellules propres du canal.

Nerfs. — Nous avons vu sur une coupe un fascicule nerveux. Il était entouré de quelques cellules embryonnaires,
mais ne semblait pas altéré.

En résumé. — Voici un homme de 54 ans, sans antécédents héréditaires ou collatéraux notables, ayant tou-

jours joui et jouissant encore d'une bonne santé générale, d'une taille et d'un embonpoint au-dessus de la normale, qui fut atteint, il y a huit ans, d'une pleurésie soignée à l'hôpital. Sa femme a eu également une pleurésie
il y a quinze ans, et un enfant a présenté une tumeur
blanche du coude. A la suite de cette pleurésie, il vit se
développer sur les téguments, au niveau des membres,
mais surtout sur le tronc, des placards érythémateux
progressivement extensifs, surtout depuis quelques
mois, placards légèrement infiltrés, à surface brillante,
finement pityriasiques par places, parfois un peu prurigineux. Au centre de ces placards érythémateux se forment des macules atrophiques en général arrondies, de
la dimension d'une lentille à celle d'une pièce de cinquante centimes ou de un franc, blanches, déprimées
en cupule, macules d'atrophie cutanée typiques, à forme
de vergetures arrondies. Sur toute la surface malade,
l'épiderme est plissé, mobile sur les plans profonds,
comme décollé. L'examen microscopique montre un
amincissement de l'épiderme avec désorientation des
cellules épidermiques de la couche basale et de la couche
de Malpighi et disparition du pigment normal de l'épiderme. Au niveau du derme, dont les papilles sont en
général atrophiées ou plutôt aplaties, on constate une
infiltration très marquée de petites cellules rondes, avec
quelques mastzellen, mais sans plasmazellen. Cette infiltration occupe surtout les parties superficielles du
derme, les zones papillaires et sous-papillaires; elle pré-
domine autour des vaisseaux, sous la forme de man-
chons périvasculaires. Le tissu conjonctif du derme,
hyperplasié dans son ensemble, est comme fenêtré, réti-

culé par l'infiltration cellulaire. Enfin, sur toute l'étendue des macules atrophiques, l'épiderme est séparé des parties profondes du derme par une zone conjonctivocellulaire, où le réseau des fibres élastiques a complètement disparu.

CHAPITRE III

Classification des cas antérieurs

Qu'est-ce que cette observation ? à quoi pouvons-nous la rapporter ? De l'ensemble clinique et histologique que nous avons décrit, il résulte d'une façon certaine qu'il s'agit là d'un fait d'atrophie maculeuse de la peau et qui, plus est, d'une atrophie maculeuse dite idiopathique. En effet, les atrophies secondaires sont consécutives à l'évolution d'autres dermatoses : syphilis cutanée, tuberculose cutanée, urticaire, etc. Mais ici, nous ne trouvons ni syphilis cutanée, ni tuberculose cutanée, ni autre dermatose et l'érythème paraît avoir une physionomie si particulière qu'il correspond simplement à la première phase de l'affection dont les macules atrophiques représentent la seconde étape.

Il s'agit donc d'un cas d'atrophie maculeuse idiopathique de la peau. Mais quelle place devons-nous lui donner parmi les autres cas de la même affection décrits jusqu'ici ? Nous avons rapporté, au début de notre travail, toutes les observations publiées dans la littérature sous cette dénomination. Or, il ne nous semble pas possible de leur comparer notre cas avant d'avoir mis parmi eux l'ordre nécessaire. Ils constituent, en effet, un ensemble de faits disparates que nous allons essayer de classer, avant de pouvoir faire la critique de notre observation. Les travaux contemporains nous rendent d'ailleurs cette tâche possible et facile. Ils vont nous permettre d'éliminer d'abord, de tous ces faits, ceux qui, mal dénommés par leurs observateurs, n'appartiennent manifestement pas à notre groupe, mais se rattachent à l'histoire de dermatoses bien définies, c'est-à-dire, les cas d'atrophie non idiopathiques, mais secondaires. Ils vont nous permettre aussi de rejeter les cas d'atrophie cutanée non maculeuse, mais appartenant plutôt au groupe des atrophies idiopathiques diffuses. Puis, une fois notre groupe débarrassé de ces éléments nettement étrangers, nous pourrons entreprendre l'étude critique de notre cas. Mais, ici encore, l'opinion unanime des auteurs nous permettra de distinguer une série d'observations parmi lesquelles notre cas pourra être rangé. Il ne nous restera plus alors qu'à le comparer à un dernier groupe de cas, tant au point de vue clinique, qu'histologique et étiologique.

Il est d'abord, comme nous venons de le dire, toute une série de faits qui apparaissent, décrits à tort comme atrophies « idiopathiques ». Tous les auteurs qui se sont occupés de la question l'ont remarqué et les ont éliminés d'emblée. Ces cas sont, en effet, nettement *secondaires* à des affections définies et appartiennent, par suite, à l'histoire de ces affections. Nous devons aussi rejeter comme atrophies secondaires les observations de Hallopeau (urticaire pigmenté), Nikolsky (artériosclérose), Tœrœk, II (grossesse), Wechselmann (lichen rouge plan), Nivet, Balzer, Fournier (érythème syphilitique)

A côté de ces atrophodermies, que nous rejetons parce
que non idopathiques, il en est d'autres que nous devons
éliminer aussi parce que non « maculeuses ». Nous vou-
lons parler des cas de Jadassohn, Moberg, Herxheimer et
Hartmann, Neumann, que Oppenheim rattache, avec rai-
son, à l'acrodermatite atrophiante, et qui, par suite,
vont avec cette affection dans le groupe étudié par Rusch
des atrophies idiopathiques diffuses. Il ne nous est pas
possible, en effet, d'étudier ici ces cas, malgré leurs manifestations maculeuses à côté des zones diffuses, et malgré les analogies microscopiques et même étiologiques,
qui peuvent exister et qu'il est peut-être possible d'établir entre l'atrophie idiopathique diffuse et les atrophies
maculeuses. Il est nécessaire de maintenir, pour l'ordre
et la clarté, la distinction entre ces deux formes cliniques
d'atrophodermie idiopathique : maculeuse et diffuse.
Pour les cas mixtes dont nous parlons, ils nous semblent
appartenir plutôt à la forme diffuse, étant donnée la présence constante de manifestations diffuses, toujours
identiques et absolument typiques comme aspect et
comme localisation (dos de la main et du pied).

Une fois ces cas mis de côté, il nous reste les observations d'atrophie cutanée vraiment idiopathiques et uniquement maculeuses. Parmi elles, nous devons distinguer encore deux ordres de faits :

Le premier comprend des cas sur la nature desquels
on ne discute plus, mais dont nous ne pouvons rapprocher notre observation et que nous devons mettre hors de
cause. Ils sont tous remarquablement superposables à
la description de Thibierge, en 1891. Il s'agit, dans tous,
de taches atrophiques occupant le visage et atteignant

particulièrement des femmes. On se voit obligé d'y voir comme Thibierge en émit l'opinion en 1905 pour son propre cas, une forme particulière de lupus érythémateux. Ces cas sont ceux de Thibierge, II de Heuss, Nielsen, de Beurmann et Gougerot, du Castel. Que cette forme d'atrophie maculeuse soit une tuberculide à individualité propre, voisine du lupus érythémateux, ou une forme particulière de celui-ci, ou un lupus érythémateux devenant atrophique pour une cause inconnue surajoutée, on ne peut se refuser à rapprocher ces deux toxidermatoses tuberculeuses. C'est, comme nous venons de le voir, l'opinion de Thibierge et cette opinion est partagée par tous les auteurs, pour tous les cas que nous venons de citer.

Enfin, il nous reste une dernière série de faits comprenant les observations de Heuss, I, Oppenheim, I, Galewski et celles moins explicites de Fournier-Besnier et de Tœrœk, peut-être celle d'Alexander. Il s'agit, ici, d'un cas d'atrophodermie vraiment *idiopathique*, uniquement maculeuse et sans rapport étroit avec le lupus érythémateux et c'est ici qu'il nous faut placer notre observation.

Nous la comparerons, en effet, à chacun de ces cas au triple point de vue clinique, histologique et étiologique. Cette comparaison nous montrera que, malgré des divergences de détails, il est possible de réunir tous ces cas en un même type morbide défini par leurs caractères cliniques essentiels communs et surtout par leur étiologie commune.

CHAPITRE IV

Etude clinique.

Au point de vue clinique d'abord, que sont les observations retenues par nous. Que donne leur comparaison entre elles et avec la nôtre ? D'une manière générale, on peut dire que tout en présentant nombre de divergences de détail, qui empêchent de les superposer exactement les unes aux autres, elles se rapprochent par leurs caractères cliniques essentiels. Quels sont, en effet, ces points communs ? Par définition d'abord, puisque nous avons retenu seulement les cas aussi caractérisés, il s'agit d'atrophies maculeuses et idiopathiques. Dans toutes, nous trouvons des taches atrophiques distinctes, existant seules et ne pouvant être considérées comme un stade d'une atrophie diffuse concomitante. Ces taches naissent séparées les unes des autres, évoluent chacune pour leur compte, et si elles confluent quelquefois, elles forment des plaques à contour festonné, caractéristique du caractère maculeux de l'affection. Tous les cas de notre groupe répondent à cette description; le nôtre, en particulier, malgré la juxtaposition des taches pour former un large placard sur la paroi thoracique, est nettement et uniquement maculeux. De plus, l'atrophie est idiopathique. Elle est bien précédée partout d'un stade érythémateux plus ou moins passager, soit qu'il couvre une large surface, que viennent découper les taches atrophiques, comme dans notre cas, soit qu'il précède la tache atrophique dans sa forme et dans ses dimensions, mais ce stade érythémateux ne prend jamais les caractères d'une dermatose définie et cataloguée, devenant exceptionnellement atrophique. L'atrophie est le phénomène dominant, en quelque sorte primitif : il définit la dermatite antécédente. Ce sont là, déjà, des caractères cliniques essentiels, puisqu'ils nous ont suffi, à eux seuls, à éliminer un grand nombre de cas étrangers. Il en est d'autres encore, en particulier, l'aspect des surfaces atrophiques, qui sont plissées, analogues à du papier à cigarettes froissé, et la sensation que l'on a d'un trou dans la peau. Il faut noter également, dans tous les cas, l'absence presque totale de phénomènes subjectifs et le développement lent de l'atrophie. Enfin, au point de vue de la topographie des lésions, il est à remarquer que dans tous les cas, elles sont très disséminées, occupant indistinctement le tronc et les membres, sans localisation constante aux extrémités ou au visage par exemple.

Toutefois, malgré ces ressemblances générales importantes, notre cas n'est superposable exactement à aucun de ceux auxquels nous avons été amené à le comparer, quelles que soient, d'ailleurs, les différences que ceux-ci présentent entre eux. Nous laissons de côté d'abord la topographie qui, bien que n'étant pas absolument identique, est comparable dans son ensemble comme nous

l'avons dit. Mais si nous envisageons le mode de début
des taches, l'érythème qui précède l'atrophie, nous
voyons que dans aucun des cas il n'est aussi étendu,
aussi diffus, aussi progressivement extensif que dans
notre cas. Chez le malade de Heuss, une petite macule
rouge, non extensive, se transforme en une plaque atrophique de même grosseur. Dans le cas de Oppenheim
et de Galewsky, il s'agit de taches rouge livide, nettement délimitées. Le cas de Fournier-Besnier ne nous
donne rien à ce point de vue, et celui de Tœrœk, encore
plus différent, a montré comme stade initial, une érup-
tion de pustules. Le mode d'atrophie n'est pas identique
non plus. Dans notre cas, les territoires atrophiques plis-
sés apparaissent çà et là au milieu de la plaque d'érythème et s'étendent pour arriver à confluer à certains
endroits. Dans les autres, la macule rouge s'atrophie
en masse : le processus commençant à la partie centrale
et s'étendant excentriquement à toute la surface de la
tache. L'aspect définitif des parties atrophiées n'est pas
le même non plus. Dans le cas de Heuss, la tache ressemble à une vergeture ronde, à limites nettes, sans coloration du bord. Dans les cas de Oppenheim, Galewsky,
Tœrœk, elles sont entourées d'une aréole violette. Chez
notre malade, les macules atrophiques se détachent sur
un fond érythémateux rouge vif, qu'elles découpent en
un réseau de couleur, tantôt plus foncé, tantôt plus pâle.
La couleur des parties atrophiées est également très
variable. Dans notre cas, les taches sont blanches, brillantes. Dans le cas de Heuss, elles sont rouge bleu, blanches dans les cas de Oppenheim et de Galewsky, bleuâtres dans celui de Fournier-Besnier et dans celui de

Tœrœk. En outre, l'accroissement périphérique des macules, au moyen de la zone infiltrée, s'observe dans les
cas de Galewsky, Oppenheim. Il manque dans celui de
Fournier-Besnier et dans celui de Heuss, mais il présente chez notre malade un aspect très particulier; ce
qui gagne chez lui, ce n'est pas précisément le pourtour
immédiat de la tache, c'est l'érythème qui sert de subs-
tratum à l'ensemble des macules et, de plus, l'aire atrophique développée au centre de la plaque érythémateuse
s'accroît pour son compte. Remarquons enfin que notre
cas seul atteint un homme. Dans tous les autres, il s'agit
de femmes.

On voit, en résumé, que tous ces cas sont reliés par les
caractères communs d'une atrophie à peau plissée, nettement déprimée, ressemblant à du papier à cigarette
froissé, atrophie maculeuse et idiopathique à topographie très variable, mais analogue, par cette absence
même de lieu d'élection.

Ils diffèrent toutefois sensiblement entre eux, par le
mode de début, l'aspect central et périphérique, l'accroissement des macules atrophiques. Le nôtre, en particulier, se distingue par la place prépondérante de l'érythème initial, large, extensif, nettement infiltré, et par le
mode de groupement des macules atrophiques.

Quelle est l'importance de ces divergences d'aspect
clinique ? Elles ne nous paraissent pas l'emporter sur
les caractères essentiels communs et nous devons les
négliger. Quelle est l'affection qui est toujours identique
à elle-même ? Aussi, déjà, d'après l'observation clinique,
pouvons-nous dire que nos cas relèvent tous d'une dermatite particulière plus ou moins étendue, plus ou moins

différente d'aspect, toujours irrégulièrement distribuée,
procédant tantôt par plaques, tantôt par taches plus petites, mais aboutissant toujours à la production de macules atrophiques distinctes, caractérisant tout le tableau
morbide, que ces macules soient pâles, blanches ou rouges ou violacées, entourées ou non d'une aire colorée.
C'est une dermatite atrophiante à type maculeux, qui est
à la dermatite atrophiante à type diffus ce que la morphée est à la sclérodermie généralisée.

CHAPITRE V

———

Etude histologique.

Que nous montrera, maintenant, la comparaison de
l'examen histologique des cas considérés et de notre cas.
Une chose est frappante : c'est la superposition absolue
des résultats de cet examen. Toujours les lésions sont
absolument identiques à celles que nous avons décrites
plus haut.

En examinant une tache atrophique, on trouve, en
effet, une infiltration très apparente, développée surtout
dans les régions les plus superficielles du derme, région
papillaire et sous-papillaire, infiltration surtout prédominante autour des vaisseaux, des follicules pileux et
des glandes sudoripares. Dans cette zone d'infiltration,
les fibres élastiques ont disparu de telle sorte, que sur
toute l'étendue des macules atrophiques, la partie profonde du derme, le derme proprement dit, est séparé de
la couche basale de l'épiderme par une zone conjonctive
plus ou moins remaniée par l'infiltration et où le réseau
des fibres élastiques a disparu. L'épiderme est aminci et
plissé. La couche profonde du derme ne présente pas de
modifications importantes.

Or, cette description se retrouve exactement pour les cas de Heuss et Oppenheim. Heuss décrit une infiltration de cellules rondes autour des vaisseaux, dans la partie la plus superficielle du derme. Il n'y a pas de différence sensible entre l'infiltrat du centre et celui de la périphérie; mais, en revanche, une atrophie centrale complète du tissu élastique, formant un espace en forme de cône, dont la base est tournée vers l'épiderme. Oppenheim trouve une infiltration de cellules rondes, sans grande signification. siégeant, compacte, près des vaisseaux et surtout développée dans le stratum subpapillaire où les vaisseaux courent parallèlement à la surface. Les fibres élastiques manquent au centre de l'infiltrat et aussi à des endroits où il n'y a pas d'infiltrat, à savoir dans le stratum subpapillaire et dans le stratum papillaire et réticulé. Le défaut de tissu élastique affecte une forme correspondant à la description que donne Heuss. Il ne nous semble pas nécessaire d'insister plus longuement pour montrer l'analogie absolue de tous ces tableaux histologiques. Malheureusement, cet examen n'a pas été fait pour les cas de Tœrœk, de Fournier-Besnier et de Galewski. Toutefois, ce que nous venons de voir et ce que nous allons montrer plus loin sur la constance de ces lésions histologiques, nous autorise à dire que les constatations n'auraient pas été différentes. Il nous est alors permis de tirer de ce fait une première conclusion. C'est l'existence nette, dans tous ces cas, d'un processus inflammatoire. L'aspect clinique des taches ou des plaques érythémateuses nous l'avait déjà montré; l'examen histologique le confirme; l'atrophie est le résultat d'une inflammation siégeant dans la partie superficielle du derme. Il s'agit d'une dermatite érythrodermique, avec atrophie cutanée.

Mais tout ce processus histologique est-il spécial aux cas que nous venons de rapporter et a-t-il une valeur pour les rapprocher d'abord, et ensuite individualiser leur type ? Très facilement, on s'aperçoit qu'il est commun à toutes les atrophies de la peau. On le retrouve en effet absolument identique dans les atrophies idiopathiques diffuses. La descripition de Jadassohn, rapportée plus haut et appartenant aux atrophies diffuses, les examens histologiques du travail de Rusch sont concluants à cet égard. Le processus histologique est encore exactement le même dans la variété d'atrophie que, de l'avis unanime des auteurs, nous avons rapproché du lupus érythémateux. Enfin, on le retrouve nettement analogue dans tous les cas d'atrophie de la peau, quelle que soit leur origine et quelle que soit la cause et la forme clinique de l'affection (maladie de Raynaud, syphilis, urticaire, lichen plan), dans l'observation de Mibelli (neurosyphilide), où on constate une infiltration de cellules rondes autour des vaisseaux et une diminution, un amincissement, même une disparition complète des fibres élastiques; dans la description de Wechselmann, d'une atrophie consécutive au lichen ruber planus, où l'infiltration cellulaire péri-vasculaire produit une disparition totale du tissu élastique au centre de la tache, formant une lacune en forme de coin dont la base est tournée vers l'épiderme aminci. Le processus d'atrophie semble donc toujours identique à lui-même, quelle que soit la cause qui l'ait produit. Aussi ne peut-il, à lui seul, caractériser une lésion de ce genre et établir une parenté

quelconque entre les cas où on le constate. Ce fait, d'ailleurs, est facile à concevoir et l'anatomie pathologique
nous en montre tous les jours des exemples. Quelle que
soit la cause nocive, toxine ou poison charrié par le sang
ou lésion vasculaire (artériosclérose, maladie de Raynaud), ce sont les vaisseaux qui sont primitivement intéressés. Il s'y produit des thromboses, la circulation s'y
arrête, la diapédèse se produit, constituant l'infiltration
cellulaire périvasculaire. Il n'est alors pas étonnant que
ce mécanisme, toujours le même, aboutisse à produire
dans un même organe, la peau, des lésions toujours à
peu près semblables.

En résumé, l'examen histologique ne vient ajouter a
l'étude clinique de nos cas aucun élément important
qui puisse aider à les caractériser. Il nous montre seulement la présence constante d'un élément inflammatoire, mais son analogie dans les cas d'atrophie les plus
différents nous oblige à ne considérer que l'aspect clinique et surtout la notion étiologique commune qui,
seule, pourra donner à notre groupe de faits sa véritable unité. Retenons cependant l'existence certaine de
l'élément inflammatoire, qui justifie le terme de dermatite, employé par nous à l'occasion de l'étude clinique.

CHAPITRE VI

——

Etiologie.

Comme nous venons de le dire, c'est la notion d'étiologie qui domine la question. Rien ne peut mieux établir
l'unité d'un groupe de faits que la dépendance d'une
même cause. A quoi sont dues les dermatoses dont nous
nous occupons ? Peut-on soupçonner ou établir pour ces
cas une origine commune ? Elle nous paraît se présen-
ter immédiatement à l'esprit et s'imposer par une étude
plus approfondie, et c'est l'intoxication tuberculeuse.
L'idée n'est pas neuve. Depuis les premiers auteurs, qui
ont écrit sur la question, toute la littérature est pleine
de cette hypothèse. Thibierge veut attribuer toutes les
atrophodermies maculeuses à l'intoxication tuberculeuse. Heuss est d'avis de réunir ces cas comme des
tuberculides, comme une dermatose hématogène par
auto-intoxication tuberculeuse. Wechselmann va plus
loin : il veut expliquer avec Federmann, Offergeld et
Marchand, la disparition isolée du tissu élastique du
derme par une action destructrice, élective de la toxine
de la tuberculose. Federmann a trouvé que dans le tes-
ticule tuberculeux, les fibres élastiques disparaissent

4 BA

complètement. La peau serait frappée de la même façon.
Il est certain, comme nous l'a montré la critique des
lésions histologiques, que cette action élective n'existe
pas, mais nous voyons que l'idée vient naturéllement à
l'esprit. Oppenheim enfin, après avoir rapporté ces différentes opinions, dit avec Heuss que « tout ce processus
pourrait peut-être avoir des relations avec la tuberculose, puisque presque tous les cas observés jusqu'à présent présentaient des signes de tuberculose ». Or, nous
croyons cette idée de l'étiologie tuberculeuse absolument
soutenable pour les cas qui nous occupent et cela, au
moyen de considérations tirées et des cas eux-
mêmes et de leur comparaison avec des dermatoses voisines, le lupus érythémateux à forme atrophiante de Thibierge et les atrophies idiopathiques diffuses. En examinant nos cas en eux-mêmes, nous voyons
que toujours on trouve chez le malade des signes de
tuberculose plus ou moins nette. Rien n'est plus évident
à ce point de vue que le cas de Heuss. La malade présente un lupus érythémateux du visage, sur l'importance
duquel nous reviendrons, elle a, de plus, une toux sèche
et de la matité au sommet droit, avec une respiration affaiblie à ce niveau. La malade de Galewsky est tuberculeuse. Celle de Oppenheim a la respiration diminuée au
sommet gauche. Les renseignements font malheureusement défaut pour les cas de Tœrœk et de Fournier et Besnier. Enfin, notre malade est manifestement un tuberculeux. Il a eu une pleurésie il y a peu de temps. Il tousse
tous les hivers. Son enfant eut une tumeur blanche du
coude.

Le séro-diagnostic et la cuti-réaction ont été très nettement positifs. On peut dire que cette coïncidence de la lésion cutanée et des manifestations viscérales tuberculeuses n'a pas la valeur d'une preuve absolue, mais il n'est guère possible de ne pas voir là une forte présomption, d'autant plus que la comparaison avec les formes voisines d'atrophie cutanée nous fournit de nouveaux arguments.

Nous avons, en effet, admis l'indépendance du groupe d'atrophies caractérisées par des lésions uniquement localisées au visage et présentant de telles analogies avec le lupus érythémateux que tous les auteurs, de Thibierge à Oppenheim, sont d'avis d'en faire une forme de cette affection. Or, il n'est pas possible de ne pas remarquer l'analogie de notre groupe avec celui-là, où l'étiologie tuberculeuse ne nous paraît plus discutée. Le mode de début des taches, leur aspect, leur accroissement sont très analogues. La localisation seule diffère, mais elle a, ici, une importance primordiale, puisqu'elle a obligé d'admettre l'analogie certaine avec le lupus érythémateux d'une dermatose, qui en affecte absolument les allures, et qui peut même, comme dans le cas de Thibierge, mêler ses manifestations aux siennes. Toutefois, si la localisation a permis de montrer la parenté de cette forme d'atrophie avec le lupus érythémateux, on ne peut méconnaître les caractères communs qui unissent les atrophies à localisation moins élective à ce même lupus érythémateux et, par suite, ne pas remarquer combien est probable l'étiologie tuberculeuse d'une dermatose si voisine du lupus érythémateux et survenant aussi chez des sujets tuberculeux.

Une remarque vient encore appuyer cette manière de

4* BA

voir : la coexistence, dans les cas de Heuss, d'un lupus érythémateux du visage et de notre atrophodermie sur le tronc et les membres. Nous surprenons ici le développement d'une tuberculose et d'une atrophie chez le même sujet. Coexistence du lupus érythémateux et de sa forme atrophique dans le cas de Thibierge, coexistence du lupus érythémateux et de notre atrophie maculeuse disséminée dans le cas de Heuss, analogies frappantes entre le lupus et notre atrophodermie, entre, surtout, la forme atrophique de ce lupus et notre atrophodermie, même terrain tuberculeux. Comment ne pas admettre l'influence de la tuberculose ?

L'examen de l'étiologie possible des atrophies idiopathiques diffuses nous fournit encore un appoint. Rusch ne parle pas de la tuberculose dans le chapitre qu'il consacré à l'étiologie de cette dermatose, mais il est facile de remarquer qu'un grand nombre de ces cas évoluent chez des sujets tuberculeux, notamment ceux que nous avons dû ranger dans cette catégorie et qui avaient été décrits comme atrophie maculeuse idiopathique.

Le cas de Jadassohn en est un exemple si frappant, qu'on serait tenté de le rattacher à notre groupe, mais il appartient trop manifestement aux atrophies idiopathiques diffuses, pour que nous puissions l'en distraire à la faveur d'une étiologie commune.

Les caractères cliniques sont trop nets. Si des cas d'atrophodermie idiopathique diffuse ont pour étiologie la tuberculose, ils n'en appartiennent pas moins nettement à ce groupe et du moins, il ne nous convient pas à nous, ici, de les en séparer. La question est à étudier. Mais nous pouvons déjà remarquer que si la tuberculose

semble pouvoir être incriminée dans la production du
type diffus, on ne doit pas s'étonner de la voir à la base
du type maculeux « qui est peut-être au premier, ce que
la morphée est à la sclérodermie ».

Ainsi, nos cas d'atrophie maculeuse semblent bien être
réunis par un lien étiologique commun : l'intoxication
tuberculeuse. Les arguments que nous venons d'exposer
nous ont été fournis par eux et valent pour tous, étant
donnée la ressemblance de leurs caractères cliniques et
histologiques, et surtout, l'existence chez tous les malades de lésions tuberculeuses, du même terrain tuberculeux.

CONCLUSIONS

Cette notion d'une étiologie commune vient donc se joindre à leurs caractères cliniques pour réunir à notre cas ceux de Heuss I, Oppenheim I, Galewski, Fournier, Besnier, Török, en un même groupe morbide. Par leur étude clinique, nous étions arrivé à cette conclusion qu'ils relèvent tous d'une dermatite particulière, aboutissant à la production de macules atrophiques distinctes, caractérisant tout le tableau morbide. L'examen histologique, sans nous permettre d'individualiser cette dermatite, nous avait confirmé son existence en nous montrant la présence certaine de phénomènes inflammatoires. La notion de l'origine tuberculeuse vient donner à cette affection sa véritable identité : il s'agit d'une dermatite d'origine tuberculeuse, se terminant par une atrophodermie à type maculeux. Aussi, nous est-il permis de substituer à la dénomination d'atrophodermie maculeuse idiopathique celle plus précise de *dermatite érythrodermique, avec atrophodermie maculeuse, d'origine tuberculeuse*, qui convient à notre cas et à tous les cas analogues étudiés avec lui.

Nous en avons fini avec l'étude critique de notre observation, qui nous a permis de différencier le type morbide qu'elle représente, du groupe des atrophodermies maculeuses dites idiopathiques. Il nous semble, maintenant, utile de reprendre une classification d'ensemble de ce groupe de faits. Après élimination des cas d'atrophie diffuse, il ne reste que des cas d'atrophodermie maculeuse, d'apparence idiopathique, mais qui relèvent, en réalité, de l'intoxication tuberculeuse et correspondent à deux types :

I. — Une forme intéressant exclusivement le visage, surtout chez la femme et se rattachant à la fois au lupus érythémateux et à la forme suivante : (cas de Thibierge, II de Heuss, Nielsen, de Beurmann et Gougerot, du Castel).

II. — Une forme irrégulièrement disséminée, notre « dermatite érythrodermique avec atrophie maculeuse, d'origine tuberculeuse ». (Cas I de Oppenheim, I de Heuss, Galewski, Fournier-Besnier, I de Török, notre cas.)

BIBLIOGRAPHIE

1883. Buchwald : Ein Fall von diffuse idiopatischer Hautatrophie, (Viertel Jahreschrift fur dermatologie und syphilis, 1883. page 553.)

1884. Pellizari. (Giornale itale delle malattie della pelle, 1884, page 230.)

1886. Touton : Ein Fall von enworbener idiopatischer Atrophie der Haut. (Deutsche medicinische Wochenschrift, 1886, page 601.)

1886. Pospelow : Cas d'une atrophie idiopathique de la peau. (Annales de dermatologie, sept. 1886, page 505.)

1887. Nivet : Atrophie consécutive à un érythème syphilitique. (Annales de dermatologie, 1887, page 64.)

1888. Balzer : Atrophie consécutive à un érythème syphilitique. (Annales de dermatologie, 1888, page 426.)

1891. Galewski : Un cas d'atrophie maculeuse idiopathique. Compte-rendu-Intertionaler Kongresz. Moscou. Vol. IV, page 368.

1891. Fournier et Besnier cité par Besnier et Doyon. Maladies de la peau, 1891, page 245. Traité de la syphilis, Paris, 1898. Musée de l'hôpital Saint-Louis, moule 668. Macules cyaniques. Une observation.

1891. Thibierge. « Atrophodermie érythémateuse en plaques à progression excentrique. » (Annales de dermatologie et de syphiligraphie, page 1004.)

1892. JADASSOHN : Ucher eine eigenartige form von atrophia maculosa cutis. (Archiv für dermatologie und syphilis, 1892.
— Supplément (Ergænzungsheft), 1892, page 342.)

1896. HALLOPEAU : Un cas d'atrophie maculeuse consécutive à de
l'urticaire pigmenté. (Le musée de l'hôpital Saint-Louis,
Fascicule 49.)

1897. NIKHOLSKY. Compte rendu, XIIᵉ Congrès international. Sur
la pathogénie de l'atrophie cutanée. Une observation.
(Dermatolozische Zeitschrift, IV, page 746, 1897.)

1898. TÖRÖK : Deux cas d'atrophie maculeuse. (Pester Medizin-
chirurgische Presse Jahrgang, XXXIV, n° 39, 1898.)

1899. NIELSEN : Atrophodermia maculosa erythematosa mit excen-
trischer Verbreitung. (Dermatologische Zeitschrift, 1899,
page 245, Monatshefte für praktische dermatologie, 1901,
Bd XXII.)

1899. NEUMANN : Un cas d'atrophie maculeuse. (Festschrift zu
Ehren Pick, 1898. — Archiv. für dermatologie, Bd XLIV.

1899. POSPELOW : Un cas d'atrophie partielle maculeuse de la peau
sous la dépendance de la maladie de Raynaud. (Dermatologische Zeitschrift, 1899, page 231.

1900. MIBELLI : Un cas consécutif à la syphilis. (Monatshefte für
praktische dermatologie, XXX, 1900.)

1901. DU CASTEL : Plaques atrophiques du front avec cercle limitrophe papulo-pigmentaire et papules isolées pigmentaires périphériques. (Annales de dermatologie et de
syphiligraphie, avril 1901, page 346.)

1901. HEUSS : Beitrag zur Keutniss der atrophia maculosa cutis.
Deux observations. (Monatshefte für praktische dermatologie, Bd XXXII.)

1902. HERXHEIMER et HARTMANN : Ueber acrodermatitis chronica
atrophicans. (Archiv. für dermatologie, Bd LXI, 1902,
page 57 et 255.)

1903. MOBERG : Dermatologische Gesellschaft in Stockholm, 28 maі
1903.

1904. Wechselmann : Sur le lichen atrophique et autres atrophies maculeuses de la peau. (Archiv. für dermatologie und syphilis, Bd LXXI, 1904.)

1904. Alexander : Plusieurs observations d'atrophie maculeuse. (Dermatologische Zeitschrift, Bd XI, 1904, page 341.)

1905. Blaschko : Une observation d'atrophie maculeuse. (Berliner dermatologische Gesellschaft, 14 novembre 1905.)

1905. De Beurmann et Gougerot : Dermite faciale atropho-hypertrophique en aires à progression excentrique, d'origine indéterminée, peut-être tuberculeuse. (Annales de dermatologie, novembre 1905, page 881.)

1905. Thilierge. L'auteur revient sur son cas de 1891. (Annales de dermatologie et de syphiligraphie, page 913.)

1906. Oppenhéim : Zur Kenntnis der atrophia maculosa cutis. (Archiv. für dermatologie und syphilis, 1906, Bd LXXXI.)

1906. Rusch : Etude des atrophies cutanées diffuses. (Archiv. für dermatologie und syphilis, Bd LXXXI.)

1907. Mazoyer : Atrophies maculeuses de la peau. (Province médicale, 17 août 1907, page 419.)

7704 - Imp. Réunies, rue Rachais, 8, Lyon.

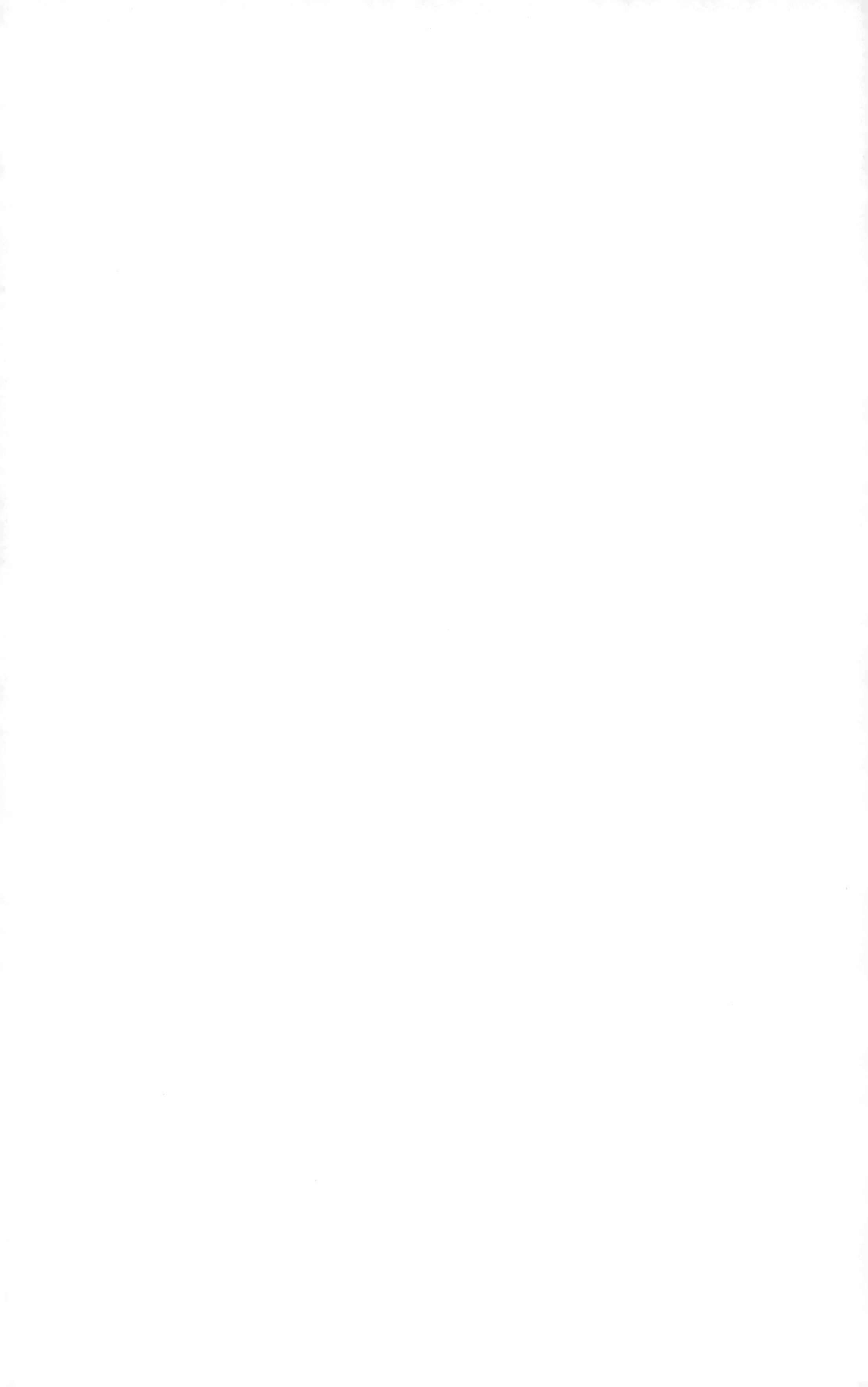

www.ingramcontent.com/pod-product-compliance
Ingram Content Group UK Ltd.
Pitfield, Milton Keynes, MK11 3LW, UK
UKHW020944120726
13693UKWH00004B/1536